NOUVELLES PREUVES

DU DANGER DES LITS MÉCANIQUES

ET DES AVANTAGES

DES EXERCICES GYMNASTIQUES

DANS LE TRAITEMENT

DES DIFFORMITÉS DE LA TAILLE.

OUVRAGES DU MÊME AUTEUR.

CONSIDÉRATIONS sur la lumière et son influence favorable dans le traitement des maladies dites Asthéniques. Br. in-4º, 1820.

TOPOGRAPHIE médicale de Paris, ou Examen des causes qui peuvent avoir une influence sur la santé des habitans de Paris, le caractère de leurs maladies, et le choix des précautions hygiéniques qui leur sont applicables, publiée sous les auspices du Préfet de la Seine et de l'Académie Royale de Médecine. 1 vol. in-8º, 1821.

HYGIÈNE physiologique de la femme, ou de la Femme considérée dans son système physique et moral sous le rapport de son éducation et des soins que réclame sa santé à toutes les époques de sa vie. 1 vol in-8º, 1825.

EXAMEN des causes de la mortalité des enfans en bas âge dans le sein des grandes villes; br. in-8º, extrait des Archives Générales de médecine, cahier d'octobre 1825.

PRÉCIS physiologique sur les Courbures de la colonne vertébrale, ou Exposé des moyens de prévenir et de corriger les difformités de la taille, particulièrement chez les jeunes filles, sans le secours des lits mécaniques à extension. 1 vol. in-8º, avec 6 planches; 1827.

Pour paraître prochainement.

TRAITÉ théorique et pratique d'orthopédie, ou des Moyens rationnels de prévenir et de corriger toutes les difformités dont le corps humain est susceptible.

IMPRIMERIE ET FONDERIE DE J. PINARD,

RUE D'ANJOU-DAUPHINE, Nº 8.

NOUVELLES
PREUVES

DU

DANGER DES LITS MÉCANIQUES

ET DES AVANTAGES

DES EXERCICES GYMNASTIQUES

DANS LE TRAITEMENT DES

DIFFORMITÉS DE LA TAILLE;

PAR C. LACHAISE,

DOCTEUR EN MÉDECINE DE LA FACULTÉ DE PARIS, ETC.

POUR FAIRE SUITE A SON OUVRAGE INTITULÉ :

Précis Physiologique sur les Courbures de la colonne vertébrale, ou Exposé des Moyens de prévenir et de corriger les
Difformités de la taille, particulièrement chez les jeunes
filles, sans le secours des Lits Mécaniques à extension.

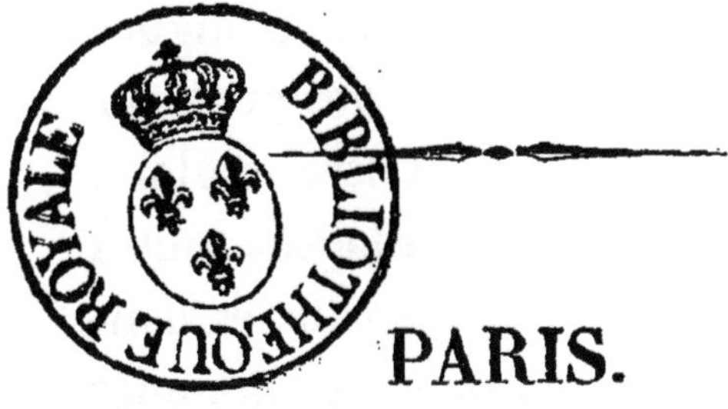

PARIS.

CHEZ L'AUTEUR, RUE DU COQ-SAINT-HONORÉ, Nº 6.
VILLERET, LIBRAIRE, RUE DE L'ÉCOLE-DE-MÉDECINE, Nº 13.

1828.

NOUVELLES
PREUVES

DU DANGER DES LITS MECANIQUES

ET DES AVANTAGES

DES EXERCICES GYMNASTIQUES

DANS LE TRAITEMENT

DES DIFFORMITÉS DE LA TAILLE.

Il en est de la médecine comme de tous les arts dans lesquels il n'est donné qu'aux personnes qui en ont fait une étude spéciale de distinguer en théorie le faux du vrai, et dans lesquels par conséquent le charlatanisme peut être exploité avec autant de sécurité que d'avantages : toutes les fois qu'on se borne à faire ressortir les dangers d'une méthode irrationnelle, les hommes qui ont intérêt à accréditer cette méthode, dont ils reconnaissent en eux-mêmes tous les vices, acceptent en silence la condamnation dont on

1

la frappe, persuadés que l'esprit humain, naturellement ennemi du doute, se plaît à persis-
ter dans l'erreur, quelque évidente qu'elle soit
pour lui, tant qu'on ne lui démontre pas positi-
vement la vérité dont cette erreur a subtilisé la
place. Mais dès qu'on en vient à poser claire-
ment les principes de la doctrine qui doit pré-
valoir sur leurs vues erronées et industrielles,
ces hommes se récrient, et de vaincus devenant
agresseurs, ils négligent de se défendre pour
ne songer qu'à attaquer leurs adversaires, dont
ils partageraient bien vite les opinions, si on les
laissait en retirer à eux seuls tout le profit.

Cette vérité est parfaitement applicable aux
partisans de l'extension de la colonne vertébrale, considérée comme la base essentielle du
traitement des difformités de la taille.

Lorsque je publiai, en 1825, dans le cahier
d'août des *Archives générales de Médecine*,
le Mémoire dans lequel je prouvai par des raisonnemens physiologiques, que les lits mécaniques, au moyen desquels on opère depuis
quelques années l'extension de la colonne vertébrale, non seulement ne remplissent aucune
des indications thérapeutiques appropriées aux

véritables causes des courbures de cette tige osseuse, mais qu'ils ont encore, dans presque tous les cas, une action éminemment nuisible, et qu'ils peuvent même devenir tout à coup des instrumens de mort entre les mains de cette nuée d'empiriques qui, au mépris des lois, se sont improvisés orthopédistes; aucune voix ne s'éleva pour soutenir cette méthode de traitement non moins surannée que ridicule.

J'ai dit aucune voix, car il m'est permis de compter pour rien la réclamation que M. Maisonabe fit insérer dans le cahier de septembre du même journal; puisque ce médecin, au lieu de fournir quelques raisonnemens ou quelques faits seulement vraisemblables en faveur de l'extension, se contenta de déclamer contre la vigueur de mon attaque, et que quand il se vit forcé plus tard d'aborder la question sous le point de vue scientifique, il se mit lui-même hors de la discussion, en se montrant dénué des plus faibles connaissances physiologiques, et en travestissant les opinions de l'illustre Bichat, et celles de Béclard son digne commentateur.

Ce médecin ne portait-il pas d'ailleurs le coup

le plus fatal aux lits mécaniques, en avouant ingénument qu'ils n'avaient encore procuré aucun exemple bien avéré de guérison, depuis cinq ans environ qu'un marchand de *trois-six,* nouveau Jason, forcé par la fortune d'aller chercher au loin quelque toison d'or, les avait importés en France de la maison de santé d'un coutelier de Wurtzbourg, artiste consciencieux qui désavoua publiquement l'emploi qu'on pouvait faire de moyens aussi impuissans, et prétendit ne les conserver dans son arsenal orthopédique que comme objets de curiosité ou pour attester les progrès de l'art.

Mais il en fut tout autrement, lorsqu'excité par l'accueil favorable que reçurent mes premières recherches, et sentant la nécessité de remplir de suite la lacune qu'offrait la science dans un point aussi important, je démontrai que, dans la plupart de ses déviations, la colonne vertébrale avait cédé à l'action des muscles qui s'insèrent directement ou médiatement à elle, et que, bien que la mollesse du système osseux fût fréquemment une cause prédisposante de ses courbures, le point essentiel de leur traitement consistait à solliciter le développement des muscles opposés à ceux qui ont agi défavorablement. Proposition dont je prouvai la justesse par les lois de la statique animale, et dont je développai les conséquences en décrivant plusieurs séries d'exercices appropriées aux différentes courbures de l'épine.

Reconnaissant alors qu'il fallait accepter la discussion, et tout-à-fait incapables de la soutenir eux-mêmes, les prôneurs des lits mécaniques recoururent à la plume complaisante de quelques médecins étrangers à l'orthopédie, qui, bien qu'intéressés aux succès des établissemens ouverts aux jeunes filles contrefaites, eurent néanmoins assez de pudeur pour se refuser à parler de ces cures merveilleuses qu'on proclamait avec tant d'emphase depuis plusieurs années, et se contentèrent d'avancer que mes raisonnemens en faveur de la gymnastique étaient plus spécieux que solides, espérant par là donner, pour quelque temps encore, le change à l'opinion publique que l'expérience ne pouvait tarder de détromper entièrement.

Je n'examinerai pas en détail les différentes assertions émises dans les écrits publiés sur le traitement des difformités de la taille depuis l'impression de mon ouvrage. Quelques uns reproduisent des allégations que j'ai déjà combattues, et qu'il serait aussi fastidieux qu'inutile de réfuter ici de nouveau; mais tous s'accordent à me reprocher de n'avoir rapporté aucune preuve matérielle bien positive, soit de l'insuffisance ou des dangers des lits mécaniques, soit des avantages de la gymnastique; comme si l'expérience pouvait démentir la théorie, quand cette théorie est basée sur la connaissance précise du siége du mal, sur la détermination exacte de sa cause, et sur la juste appréciation du changement qu'il fait subir aux organes affectés.

Quelque peu autorisés qu'ils soient à m'adresser un semblable reproche, eux qui n'ont fourni aucun fait à l'appui de leur opinion, je veux bien reconnaître qu'il peut être fondé; mais si à la force du raisonnement j'ajoute la puissance des faits, il paraîtra juste aussi à toute personne sensée de reconnaître qu'ils ne pourraient élever dorénavant de nouveaux doutes sans s'exposer à attirer sur eux le soupçon d'une extrême ignorance ou d'une insigne mauvaise foi.

Je vais donc résumer, sous forme de corollaires, les principales assertions émises dans mon ouvrage, dont ce mémoire est destiné à devenir le complément, et fournir à leur appui des faits qui donneront à chacune d'elles la certitude d'une démonstration mathématique.

Cette manière de procéder rendra probablement plus circonspects certains médecins irréfléchis qui favorisent ou tolèrent l'emploi d'un moyen irrationnel et dangereux, sous le prétexte bannal que l'expérience est la voie la plus sûre dans la recherche de la vérité. Oui, l'expérience est indispensable en médecine; mais, je le répète, c'est dans le dédale de cette foule de maladies internes dont la nature est encore un objet de doute quand leur siége semble être connu, plutôt que dans les affections qui ne sont qu'un trouble appréciable survenu dans les conditions physiques de ceux de nos organes qui sont accessibles à nos sens.

PREMIÈRE PROPOSITION.

La distension du tronc, exécutée par les lits mécaniques, est insuffisante pour opérer la guérison des courbures de la colonne vertébrale ; bien plus, cette distension, ne s'obtenant que par l'alongement forcé des fibres ligamenteuses qui unissent les vertèbres, devra placer la colonne vertébrale dans un état de mobilité qui la forcera de s'affaisser sous le poids de la tête et des épaules, quelque soin que prennent les nouveaux redresseurs de condamner la personne alongée à porter un corset couvert de lames d'acier, propres à opérer une extension permanente.

PREMIÈRE PREUVE.

Mademoiselle A. L***, fille d'un officier supérieur fixé depuis plusieurs années à Bruxelles, fut affectée, à l'âge de six ans, d'une courbure en arrière et à droite de la colonne vertébrale. La cause prédisposante de cette difformité était, selon toute apparence, l'état d'inaction dans lequel étaient restés chez elle les extenseurs de la colonne vertébrale, pendant de longs et pénibles voyages, dans le cours desquels s'étaient passées ses premières années ; et sa cause directe, l'assiduité du travail auquel sa mère l'avait contrainte dès l'âge de huit ans, dans l'intention louable de la compenser, par une éducation brillante, des disgrâces de la nature.

Cette jeune personne avait seize ans lorsque ses parens, séduits par l'étalage que les journaux faisaient alors complaisamment des prétendues cures obtenues par les lits mécaniques, l'amenèrent à Paris en 1824 pour la soumettre à ce nouveau genre de traitement. Mais trouvant le prix qu'on exigeait d'eux trop élevé

pour les chances de guérison qu'ils lui sup-
posaient, ils se décidèrent à la conduire dans
une maison de santé orthopédique, établie
dans une ville du midi de la France, dont le
séjour s'accordait mieux avec leur fortune.

Cette jeune fille resta dans cette maison deux
ans, couchée, presque sans relâche, sur un
lit mécanique, et soumise à tous les degrés
de l'extension et à tous les moyens propres
à en assurer l'effet. Tout ce qu'elle gagna dans
ce long espace de temps fut une augmentation extraordinaire dans sa stature ; mais la
courbure de la colonne vertébrale, qui dis-
paraissait en partie lorsqu'elle était couchée
sur un lit très plat, reparaissait bientôt lorsqu'elle se tenait quelque temps debout, de
telle sorte que du matin au soir elle passait
progressivement de cinq pieds un pouce à
quatre pieds huit pouces. Pour remédier à
cet inconvénient, on lui construisit un corset,
garni sur les côtés de deux tuteurs d'acier,
qui, placés entre l'aisselle et la hanche, main-
tenaient la colonne habituellement étendue ;
mais à peine quittait-elle ce corset, que les
muscles extenseurs de la colonne, pour ainsi

dire paralysés faute d'action, l'abandonnaient à elle-même, et la taille s'écroulait aussitôt, pour me servir de l'expression usitée.

Telle était sa position, lorsque je la vis au mois de mars 1827, c'est-à-dire plus d'un an après sa sortie de la maison où on l'avait ainsi disloquée. Ne présumant pas qu'elle fût actuellement en état de recevoir aucun effet d'un traitement gymnastique, je conseillai de choisir entre ces deux avis, ou de porter habituellement son corset ferré, et de le conserver jusqu'à un âge très avancé ; ou de l'abandonner pour toujours, et de courir la chance de voir des frictions sèches, faites le long de l'épine, et son exposition au soleil, fournir aux puissances contractiles de cette partie assez de force pour qu'on pût les soumettre à un exercice actif : seul moyen de redonner à la colonne vertébrale en arrière le tuteur naturel dont elle était dépourvue. Enfin je fis sentir tout le danger qu'elle courrait en devenant mère.

DEUXIÈME PREUVE.

Mademoiselle J***, de Paris, actuellement âgée de dix - sept ans, d'un tempérament lymphatique, quoique d'une constitution assez bonne, en apparence du moins, offrit dès l'âge de neuf ans des traces de déviation de l'épine dans sa région dorsale. Cette difformité ne pouvait être regardée comme la suite d'un de ces vices héréditaires dans quelques familles, puisque ses parens offraient tous l'indice d'une constitution aussi robuste que régulière.

On consulta pour cette jeune personne la plupart des médecins les plus famés de la capitale, dont les avis n'eurent pas un résultat très satisfaisant, puisque la courbure fit des progrès avec l'âge, et qu'en 1826 elle fut placée dans un établissement orthopédique et soumise à l'action d'un lit mécanique. Sa taille, comme cela arrive presque toujours, s'alongea assez promptement par l'effet de l'extension; et après un traitement de huit mois, elle rentra dans sa famille, à peu près dans la position où elle se trouvait avant d'en sortir. Mais le médecin, propriétaire de l'établissement orthopédique, alléguant que le temps du traitement avait été insuffisant, conseilla à madame J*** de tenir encore sa fille pendant plusieurs mois sur un lit mécanique , et surtout de ne pas la laisser marcher sans qu'elle fût soutenue par un corset couvert de lames d'acier. Mademoiselle J*** passa donc encore six mois sur le lit mécanique, moins assidument il est vrai , mais avec aussi peu de succès.

Le 10 mai 1827, je fus appelé auprès de cette jeune personne , et je la vis pour la première fois avec M. le docteur Husson , médecin ordinaire de la famille. La colonne vertébrale présentait chez elle une double courbure latérale très prononcée , ayant sa convexité à droite de la région dorsale , et à gauche vers les lombes , semblable à celle qui est représentée dans la figure première de mon ouvrage , mais avec quelques degrés de plus , surtout dans la seconde courbure. Son épaule gauche était sensiblement plus basse que la droite, et les côtes droites, plus bombées en arrière que celles du côté opposé , soulevaient l'omoplate qui faisait une saillie très marquée ; la hanche droite était également plus saillante et un peu plus élevée que la gauche. L'habitude extérieure de son corps dénotait un état habituel de langueur générale , et les efforts

qu'elle ne cessait de faire, même involontai-
rement, pour éviter la gêne déterminée par la
constriction qu'exerçait le corset, sollicitaient
de fréquentes contractions irrégulières des
muscles du dos et des épaules.

Quelque évident qu'il fût pour moi que la
difformité de mademoiselle J*** était du nombre de celles dans la production desquelles
des attitudes vicieuses prennent dès l'origine
une part très active, je ne crus pas cependant
devoir faire espérer que la colonne vertébrale
fût susceptible de reprendre sa direction naturelle; l'ossification me semblait trop avancée chez elle, et les vertèbres dorsales trop
solidement fixées par les côtés dans une position vicieuse. L'expérience m'avait aussi appris que, quand les jeunes personnes ont été
inutilement fatiguées par un traitement aussi
douloureux que celui de l'extension, elles se
découragent promptement lorsqu'elles se sou-
mettent à de nouveaux moyens, et n'appor-
tent jamais toute la régularité nécessaire dans
l'emploi de ces moyens, quelque simples qu'ils
puissent être.

Néanmoins je conseillai, 1º de faire faire

des armes de la main gauche, et d'insister particulièrement sur les temps qui exigent des mouvemens de circomduction du bras, exécutés avec une personne placée très haut, afin de forcer le bras gauche à se tenir constamment élevé et alongé ; 2° d'occuper le même bras à mouvoir circulairement une manivelle fixée à la hauteur de la tête ; 3° l'habitation à la campagne, une nourriture sèche, de fréquentes frictions sur l'épaule gauche, et son exposition au soleil.

Ces conseils, suivis pendant quelque temps, eurent pour résultat de développer et d'améliorer, d'une manière très remarquable, l'ensemble de la constitution ; mais les exercices, ne se faisant pas dans toutes les conditions requisés, n'étant pris que très rarement en ma présence, laissèrent la taille à peu près dans le même état.

Appelé de nouveau à voir cette jeune personne, je fis observer à madame J*** la nécessité de soumettre sa fille à un traitement plus régulier, sous peine de n'en retirer que de faibles avantages. Elle se rendit à cet avis, et le 8 septembre je mesurai en sa présence l'étendue des courbures, afin d'apprécier l'effet d'un traitement régulier. Elle se trouvait dans la position suivante : Une ligne perpendiculaire étant tirée de l'occiput au sacrum, le centre de la courbure dorsale s'en éloignait de huit lignes, et celui de la courbure lombaire de onze. L'épaule gauche était encore de huit lignes au-dessous du niveau de la droite.

Je fis d'abord suspendre l'escrime, parce que je m'aperçus de suite que les efforts que faisait la jeune personne pour se relever après s'être *fendue*, transformaient nécessairement les muscles qui se rendent verticalement de la poitrine au bassin, du côté droit, en une corde dont la tension rapprochait les extrémités de la courbure, qui se trouvait par là dans une condition tout-à-fait contraire à sa disparition.

A la machine qui avait pour résultat de solliciter des mouvemens circulaires du bras, et à la confection de laquelle avait présidé une économie peu en rapport avec la fortune de madame J***, j'en fis ajouter une autre dont le but était d'attirer la colonne à gauche par l'élévation brusque du bras chargé d'amener, du point le plus élevé qu'il pouvait atteindre jusqu'à la hauteur de l'épaule, une corde fortement tendue entre deux poulies. La jeune personne se plaçait sur le côté de la machine et assez éloignée de la corde pour qu'elle fût obligée pour la saisir de se pencher à gauche, sans toutefois abaisser l'épaule de ce côté ; elle exerçait ainsi une pression habituelle sur le côté le plus épais du corps des vertèbres lombaires.

Il n'y avait pas deux mois que mademoiselle J*** se livrait à ces différens exercices, que non seulement les traces de l'état de langueur dans lequel je l'avais vue pour la première fois, et qu'accompagnait une altération des voies digestives, disparurent totalement pour faire place aux signes de la santé la plus florissante, et que ses règles, dont le traitement par le lit mécanique avait retardé l'apparition, coulèrent sans la plus légère difficulté ; mais encore que sa taille éprouva un changement tellement notable que j'en fus moi-même surpris.

Examinée, en effet, avec la même attention que la première fois et en présence de madame J***, qui n'avait certainement pas intérêt à se faire illusion sur l'effet du traitement, la taille était dans la position suivante : courbure dorsale, cinq lignes ; courbure lombaire, six ; abaissement de l'épaule gauche, cinq. Il y avait donc eu en moins de deux mois une diminution de trois lignes dans le premier cas, cinq dans le deuxième, et trois dans le troisième. L'omoplate gauche s'était sensiblement détachée des côtes auxquelles elle semblait auparavant accolée, et la saillie formée par les muscles qui garnissent à gauche la gouttière lombaire avait notablement diminué.

Madame J*** se contenta de ce résultat, et rappela sa demoiselle à la ville pour qu'elle pût y reprendre le cours de son éducation intellectuelle, que les soins réclamés par sa position physique avaient nécessairement retardée. J'ai cessé de la voir le 10 novembre. Comme le médecin dans l'établissement duquel cette demoiselle avait passé inutilement plusieurs mois, avait annoncé à madame J***, que depuis la sortie de sa fille, il avait ajouté à ses moyens de traitement des exercices gymnastiques, destinés à exercer le bras gauche des demoiselles qui se trouvaient dans la même position qu'elle, j'aurais pu présumer que mademoiselle J*** serait rentrée dans cette maison de santé pour y jouir, plus régulièrement encore que chez elle, des bons effets de cette méthode. Mais j'abandonnai cette opinion en me rappelant que madame J***, femme d'un esprit fort juste, m'avait déclaré plusieurs fois qu'elle ne supposait pas que la méthode gymnastique pût être appliquée avec avantage par un médecin qui, bien qu'instruit, en ignorait tellement les résultats, que, lorsque sa fille était dans son établissement orthopédique, couchée sur un lit mécanique, loin de chercher à favoriser le développement de son bras gauche, il lui laissait faire de la broderie et même de la tapisserie avec la main droite.

Quoique l'extension ait, comme on le voit, complétement échoué chez mademoiselle J***, M. L*** n'a probablement pas manqué de la citer comme un exemple de guérison. Madame J*** était loin de le démentir, car elle eût été fâchée qu'on soupçonnât que la taille de sa fille était encore irrégulière. Interrogée sur les avantages des lits mécaniques, sa réponse leur sera donc nécessairement favorable : et voilà comment l'erreur se propage et s'accrédite.

DEUXIÈME PROPOSITION.

Non seulement l'extension , exécutée au moyen des lits mécaniques ou toute autre machine analogue , n'est pas une méthode rationnelle de traitement pour les courbures de la colonne vertébrale , mais elle peut encore déterminer les plus graves accidens, et même compromettre tout à coup la vie.

PREMIÈRE PREUVE,

Fournie par M. le docteur Huet, de Paris, et insérée dans le cinquième numéro du Journal de M. Maisonabe , sur les difformités, pages 343 et suiv.

« Mademoiselle D***, âgée de dix-sept ans, était venue à Paris, dans l'intention de se soumettre au traitement tout récemment affecté aux déviations de la colonne vertébrale.

Elle avait été atteinte une année auparavant d'un rhumatisme aigu, dont elle avait toutefois été parfaitement guérie. *Elle jouissait d'une très bonne santé*, d'une fraîcheur remarquable, et était bien réglée, lorsque, dans les premiers jours du mois de mai 1826, elle entra dans la maison orthopédique de MM..... Dès la seconde nuit de son arrivée, mademoiselle D*** fut placée sur le lit extenseur ; mais elle y éprouva bientôt des douleurs si vives, que l'on fut contraint de desserrer les vis et de la replacer sur un lit ordinaire.

On ne s'arrêta pas à ce premier essai, et mademoiselle D*** fut remise la nuit suivante sur le lit extenseur. Cette fois les résultats furent plus promptement douloureux, et ils furent graves, puisque, retirée de dessus le lit, cette jeune personne avait perdu l'usage du bras et de l'épaule du côté droit.

Bientôt une fièvre violente survint, accompagnée de douleurs très vives dans toute l'étendue du rachis et dans le cerveau. La parole et le mouvement des membres thorachiques et pelviens droits furent perdus , les facultés intellectuelles abolies, etc.

Les docteurs....... et....... furent appelés pour conjurer le danger de cet état, et parvinrent à triompher de l'appareil douloureux et fébrile par les émissions sanguines, la glace sur la tête, les douches, les moxas, etc., qu'ils prescrivirent ; mais ces moyens furent sans effet sur la paralysie et sur la perte de l'intelligence.

Aujourd'hui , 27 septembre 1826, mademoiselle D*** a cependant recouvré la coloration habituelle des joues ; la menstruation s'est aussi rétablie , mais les fonctions intellectuelles et locomotrices paraissent perdues sans retour. »

DEUXIÈME PREUVE ,

*Rapportée par M. le docteur P ***, dans le cahier d'août 1827, des Archives générales de Médecine, page 621.*

« Miss ***, affectée d'une déviation latérale de l'épine, avait été placée d'abord dans une maison qui sert d'annexe à celle du *Sacré-*

Cœur. Le traitement continué ensuite à domicile, sous la surveillance d'une mère remplie de sollicitude, avait obtenu au bout de deux ans, m'assurait-on, un succès complet. Or, voici ce que j'ai observé sur cette jeune personne, dont la guérison sera sans doute proclamée à Paris et même dans les trois royaumes.

Sa taille s'est élevée d'une manière remarquable et offre une *procérité* qui n'était point dans le plan primitif de la nature; la courbure de la région dorsale est presque effacée, autant qu'il m'a été possible d'en juger à travers les vêtemens. Cependant miss *** est encore assujettie à passer six heures par jour sur le lit à extension, et à marcher avec des béquilles qui, soulevant les aisselles, font paraître la tête enfoncée entre les épaules.

La pression violente et continue exercée sous la mâchoire inférieure, après avoir donné lieu à des ulcérations de la peau, a augmenté l'ouverture de l'angle que le corps de l'os maxillaire forme avec ses branches, et projeté le menton en avant; les dents, repoussées de leurs alvéoles, offrent un commencement de carie, et on a été obligé de les limer. L'arcade dentaire supérieure a éprouvé une déformation correspondante ; les dents, écartées et inclinées d'arrière en avant, ont souffert un ébranlement qui les menace d'une chute prématurée. Enfin l'angle facial, réduit d'une manière très sensible, a perdu ce degré d'amplitude qui est pour nous le type de la beauté. »

TROISIÈME PREUVE.

Mademoiselle Adèle B***, fille d'un riche fermier du département de la Somme, élevée à Paris dans l'un des pensionnats les plus famés, éprouva tout à coup vers l'âge de treize ans un accroissement extraordinaire en hauteur. Forcée d'écrire et de dessiner sur une table trop basse pour elle, elle vit insensiblement sa taille se déformer, au point qu'à seize ans elle présentait une déviation très prononcée de la colonne vertébrale en arrière et à droite, avec un abaissement bien sensible de l'épaule gauche.

Ses parens l'ayant retirée à dix-sept ans de la pension, consultèrent plusieurs médecins d'Amiens, qui tous furent étonnés de la rapidité avec laquelle cette difformité s'était établie chez une jeune personne née de parens sains et robustes, et qui jusqu'à l'âge de treize ans avait offert tous les signes d'un développement régulier. Ils conseillèrent de la conduire à Paris, et d'y prendre l'avis des gens de l'art qui s'occupent spécialement du traitement des difformités.

Le premier soin de mademoiselle B***, en arrivant à Paris en mars 1827, fut de chercher à voir une demoiselle qui avait été élevée dans la même pension, et dont la taille était horriblement contournée depuis l'âge de sept à huit ans. Elle apprit que cette jeune personne était depuis près d'un an dans une maison de santé, où elle espérait voir sa difformité disparaître.

Mademoiselle B*** se rendit aussitôt dans cette prétendue maison de santé ; mais son père, effrayé à l'aspect d'une douzaine de jeunes filles garottées et torturées sur des lits, avoua qu'il aimait mieux que sa fille restât dans la position où elle se trouvait que de la soumettre à un tel supplice. Il partit en conséquence de Paris, après avoir pris toutefois une consultation auprès de M. le docteur M***, qui regarda l'état de mademoiselle B*** comme n'étant pas susceptible de changer, et affirma que la conformation régulière de son bassin lui permettait le mariage.

Mademoiselle B*** passa deux mois en supplications auprès de ses parens. Vaincus enfin par la correspondance de la jeune amie qui était *en train de se faire redresser*, et qui avait eu la précaution d'envoyer les journaux qui avaient parlé avec éloge de la maison de santé dans laquelle elle se trouvait, ils se décidèrent à prier un médecin du bourg qu'ils habitaient d'aller se procurer un lit à Paris et d'y prendre toutes les instructions nécessaires pour le traitement dont ce lit devait être le principal moyen.

Un mois ne s'était pas écoulé que le lit tant désiré arriva. Mademoiselle B*** y fut placée dans les premiers jours de juillet. A peine l'extension commença-t-elle, qu'elle éprouva une céphalalgie des plus violentes et des *crampes* dans les jambes. N'osant cependant pas se plaindre, elle supporta cet état pendant plusieurs heures. Les jours suivans les maux de tête ne reparurent que faiblement, quoique la rougeur de la face et des yeux fut encore extrême; mais les jambes restèrent engourdies au point qu'il lui était impossible de marcher en quittant son lit.

Cet état persista, quoiqu'on abandonnât le traitement au bout de quinze jours, et mademoiselle B*** resta deux mois au lit privée de la faculté de mouvoir les jambes et en proie aux douleurs les plus vives, occasionées par une ulcération du bord libre de la mâchoire inférieure. Les règles qui s'étaient assez bien établies ne reparurent plus. Trois moxas appliqués sur la région lombaire, après que cette partie eut été recouverte plusieurs fois de vingt-cinq sangsues, amendèrent un peu cette triste position, et permirent à la malade de se traîner sur des béquilles. C'est dans cet état que je la vis le 10 octobre. Je fis d'abord observer à ses parens que ce qui devait actuellement fixer l'attention n'était pas sa difformité, mais le résultat de l'atteinte profonde que la moëlle épinière avait reçue de l'extension.

Je conseillai en conséquence d'exciter la suppuration des plaies accasionées par les moxas, de faire sur les membres inférieurs d'abord des frictions sèches, ensuite des embrocations avec un liniment ammoniacal, et dans les cas où ces moyens ne suffiraient pas pour rappeler la contractilité dans les parties qui s'en trouvaient privées, d'essayer, à de très faibles doses, un de ces médicamens auxquels on a cru reconnaître récemment une action excitante sur le système nerveux spinal, comme la noix vomique, le rhus radicans toxicodendron, etc.

QUATRIÈME PREUVE.

Une jeune personne, après être restée un an sur un lit mécanique sans en retirer aucun avantage, est tout à coup prise d'un accès de folie. On la transporte, de la maison dans laquelle on la traitait pour sa difformité de taille, dans une autre maison de santé consacrée aux aliénés. Elle n'y reste qu'un mois, et en sort ayant tout-à-fait recouvré sa raison ; circonstance importante qui m'autorise à croire que l'extension a été la cause de l'accident, soit par la répercussion sur le cerveau des suites d'une distension de la moëlle épinière, soit par la continuité des douleurs et de l'ennui qu'entraîne nécessairement ce genre de traitement.

Je regrette de ne pouvoir rapporter ce fait

avec plus de détail ; mais le médecin, homme digne de foi, qui m'en a donné connaissance, au lieu de m'envoyer l'observation tout entière, comme il me l'avait promis, m'écrivit : « M*** m'a dit, sans hésitation, qu'il ne voulait pas que vous publiassiez le fait dont je vous ai parlé. Veuillez ne pas me compromettre. » C'est ainsi que la plupart des médecins de notre époque entendent les intérêts de l'art. On écrit de très belles phrases sur la philosophie médicale, et on sacrifie à de simples convenances ou à un intérêt personnel la publication d'un fait qui pourrait contribuer à éclaircir un point douteux de la science.

Les accidens déplorables dont je viens d'esquisser le douloureux tableau, ne sont pas les seuls qui ont transpiré dans le public. Un médecin, qui penche un peu en faveur des lits mécaniques, s'exprime ainsi dans le cahier de juin 1827 de la *Revue Médicale*, p. 382 : « Quatre fois nous avons acquis la certitude que les accidens les plus graves, *dont deux mortels,* ont suivi l'application de l'extension. »

TROISIÈME PROPOSITION.

En admettant qu'une jeune fille échappe aux dangers attachés à l'extension de la colonne vertébrale, et que la taille, soutenue par un corset garni de lames de fer, puisse acquérir par le temps quelque apparence de régularité, elle courra toujours des chances défavorables en devenant mère; car dans l'état de grossesse les tissus fibreux intervertébraux se relâcheront d'autant plus, qu'ils auront été tiraillés par l'appareil extenseur, quel qu'il ait été; et ce relâchement permettra à la colonne vertébrale de céder aux plus légères puissances qui feront effort sur elle.

PREMIÈRE PREUVE,

*Rapportée par M. le docteur P ***, dans le numéro d'août* 1827, *des* Archives générales de Médecine, p. 622.

« Madame R***, née dans une de nos provinces méridionales, était affectée, depuis l'âge de sept ans, d'une déviation latérale de l'épine, sans autre symptôme d'une constitution rachitique ou scrophuleuse : appartenant à une famille opulente, elle fut conduite en Suisse pour y être confiée aux soins des orthopédistes de ce pays, qui ne trouvèrent d'autre moyen que de lui faire porter un de ces appareils à extension verticale, dont *Levacher de la Feutrie* a donné, dit-on, le premier modèle. On prévoit sans peine que cette pratique n'amena point le redressement de la colonne vertébrale.

La jeune personne jouissant d'ailleurs d'une bonne santé, ses parens crurent pouvoir la marier sans danger pour sa vie : une première grossesse se termina par un accouchement prématuré : deux autres eurent l'issue la plus heureuse, quant à la conservation des enfans, nés vigoureux et bien constitués ; mais l'état de la mère en fut empiré, comme il est facile de l'imaginer, en remarquant que, durant la grossesse, tous les ligamens, abreuvés de liquides, éprouvent un grand relâchement, et que le développement de l'utérus, déplaçant le centre de gravité et le portant en avant, *exige des efforts plus considérables de la part des extenseurs directs de l'épine, et provoque plus impérieusement l'action anormale des muscles latéraux.*

La déviation fut donc sensiblement augmentée, et ne tarda pas à amener le dérangement de la plupart des fonctions ; les digestions devinrent pénibles, des engorgemens se manifestèrent dans le mésentère, une douleur vive se faisait sentir dans la région du foie comprimé par les côtes, la malade était sujette à de fréquentes coliques.

Etant venue habiter Paris, elle consulta la plupart des orthopédistes à la mode, et des constructeurs de machines ; ces derniers ne purent réussir à lui faire un appareil supportable. Un des premiers, très accrédité dans un établissement célèbre, lui promit de la guérir dans l'espace de trois ans, si elle voulait consentir à passer ce temps étendue sur un lit mécanique. Agée de vingt-huit ans, une ère nouvelle devait commencer pour elle à trente et un an; cet espoir était très flatteur; mais le terme où il devait se réaliser parut trop éloigné. Un autre guérisseur promit sans doute de le rapprocher, car la préférence fut donnée à un autre établissement que M. Bouvier connaît très bien.

Madame R*** y passa quinze jours, contre l'avis d'un praticien distingué, M. le docteur Pétroz; et quoiqu'on se fût borné à la maintenir couchée sur un plan un peu incliné, sans appareil à extension, elle ne put supporter plus long-temps un état d'inaction qui avait augmenté sa faiblesse et ses douleurs.

Consulté quelque temps après sur les moyens de remédier à un état de plus en plus fâcheux, j'examinai la malade, et reconnus une déviation latérale des plus graves; la région dorsale de l'épine se cachait sous l'omoplate droite; le diamètre antero-postérieur du thorax, du même côté, pouvait être embrassé facilement entre le pouce et l'index, en sorte que la respiration semblait ne pouvoir s'exécuter que par le poumon gauche..... Il est inutile, après cet exemple, de faire aucune réflexion sur le génie industriel qui a usurpé si abusivement la pratique d'une partie importante et difficile de notre art. »

DEUXIÈME PREUVE.

Mademoiselle G***, aujourd'hui madame T***, du département de l'Yonne, d'un tempérament nerveux, et actuellement âgée de vingt ans, éprouva vers l'âge de huit ans une inflammation très vive des viscères abdominaux, qui exigea un traitement antiphlogistique des plus rigoureux. La convalescence de cette maladie fut longue, et dans son cours on commença à s'apercevoir que la taille de mademoiselle G*** s'altérait. Mais ses parens ne s'inquiétèrent que fort peu de cet accident qui leur semblait être l'effet naturel de la faiblesse dans laquelle l'avaient jetée cette maladie et son traitement.

Cependant cette difformité fit des progrès, et à douze ans mademoiselle G*** était complétement bossue; c'est-à-dire que la colonne vertébrale, chez elle, offrait une déviation à droite, qui soulevait fortement l'omoplate et paraissait avoir repoussé les côtes de ce côté; l'épaule gauche était beaucoup plus basse que la droite, et la hanche gauche plus élevée que l'autre, de telle sorte que les dernières côtes gauches semblaient s'appuyer sur le bassin.

Mademoiselle G*** avait seize ans, c'était en 1823, lorsqu'elle apprit qu'une jeune personne d'Auxerre avait été guérie d'une difformité de la taille, par un moyen nouveau, dans une maison de santé récemment formée à Paris. Curieuse de connaître ce moyen, dont la renommée d'ailleurs avait déjà porté en province les merveilleux effets, mademoiselle G*** se rendit à Paris, et s'y laissa facilement séduire par les promesses d'une espèce de serrurier-mécanicien, qui venait tout à coup de se transformer en orthopédiste. Elle fit construire un lit à grands frais, et se soumit à son action chez une de ses tantes qui habitait la rue de la Chaussée-d'Antin.

Quinze mois avaient été fixés pour le terme du traitement; mademoiselle G*** eut le courage d'en accorder dix-huit. Fatiguée enfin par les douleurs qu'elle avait constamment éprouvées, elle perdit patience et se décida à rentrer dans sa famille, qui la trouva dans la position où elle était avant son départ. Le père fut d'autant plus étonné de cet insuccès du traitement, qu'on était parvenu à faire reconnaître à la tante que l'amélioration faisait des progrès de mois en mois, et que déjà on avait proclamé cette cure comme aussi certaine qu'elle semblait étonnante.

Mademoiselle G*** passa un an environ dans un état assez satisfaisant, quoique toujours bossue. Son teint, qui avait perdu tout son éclat, s'anima de nouveau, ses règles s'établirent, et comme le bassin avait toujours paru assez régulièrement formé, quoique ses axes eussent pris une direction oblique de droite à gauche, elle crut pouvoir se marier, et le fit en effet sur la fin de 1826. Deux mois après son mariage, son mari crut s'apercevoir que sa difformité faisait de nouveaux progrès, et la conduisit à Paris en janvier 1827.

Appelé à voir madame T***, je me prononçai de suite sur l'impossibilité où l'on était de faire disparaître la difformité en aucune manière ; et blâmant les tentatives de traitement qui avaient été faites précédemment, je déclarai que madame T*** avait eu tort de se marier, et devait éviter de devenir mère. Je lui conseillai de faire faire un corset garni sous l'aisselle gauche d'un support à pompe, et de porter à droite un soulier ayant une semelle d'un pouce au moins plus épaisse que l'autre, afin de reporter à gauche le centre de gravité.

Malgré mes conseils, madame T*** devint enceinte. Le premier mois de sa grossesse ne fut pas très orageux : mais à mesure que la saillie du ventre se prononçait, sa stature diminuait par l'affaissement de la colonne dans le sens de ses courbures anormales. Parvenue au quatrième mois, elle ne pouvait rester debout, et, après un mois de grandes souffrances, passé dans son lit, elle fit un accouchement prématuré qui se termina d'ailleurs assez heureusement pour elle.

Après deux mois d'une immobilité forcée, madame T*** put se lever et faire quelques pas ; mais cinq minutes de station verticale suffisaient pour que sa taille s'affaissât, et pour qu'elle fût forcée de se coucher.

QUATRIÈME PROPOSITION.

Pour tout médecin qui admet en principe que les os sont des leviers et les muscles des cordes animées qui les font mouvoir, et qui reconnaît, comme conséquence de ce principe, qu'un très grand nombre de courbures de l'épine dépend d'une action irrégulière des muscles qui s'attachent à elle, il est évident que ces courbures doivent céder à des exercices qui ont pour but de solliciter l'énergie contractile des muscles qui ont cédé; et cela d'autant plus vite et plus sûrement que le sujet est plus jeune, la difformité moins ancienne et moins prononcée.

PREMIERE PREUVE.

Mademoiselle B***, demeurant à Paris, rue Saint-Lazare, âgée de dix ans, d'un tempérament nerveux et jouissant d'une assez bonne santé, eut, dès l'âge de sept ans environ, une légère altération de la taille, qui fit quelques progrès jusqu'à neuf ans. A cette époque, sa mère consulta M. le docteur Cadot, qui la dissuada d'employer aucun moyen mécanique, et conseilla de la soumettre à quelques exercices, de lui faire des frictions le long de la colonne épinière, et surtout de la surveiller rigoureusement dans son maintien.

Ces conseils, dictés par la prudence et un raisonnement sage, furent suivis, mais trop irrégulièrement, et la taille de mademoiselle B***, qui était alors dans une pension, resta toujours à peu près dans le même état. Désolée de la position de sa fille, et craignant qu'elle ne s'aggravât, madame B***, conseillée par plusieurs dames qui exaltèrent à ses yeux, mais sans preuve, les effets de l'extension, allait céder aux instances de M. Du...., serrurier-orthopédiste, et grand fabricant de lits, lorsqu'elle se décida à consulter un médecin. Elle me fit appeler le 1er mai 1827.

La jeune personne, d'un physique très agréable, d'une vivacité extrême, et d'une assez haute stature pour son âge, était dans l'état suivant : Sa colonne vertébrale offrait, dans la région dorsale, une déviation latérale droite, et une autre légère déviation, en sens inverse, dans la région lombaire ; sa hanche droite, sans être plus élevée que la gauche, faisait du moins plus de saillie, et son épaule gauche était sensiblement plus basse que l'autre.

Madame B***, ayant lu dans mon *Traité des difformités de la taille*, les caractères physiques que je désigne comme indiquant que la colonne s'est contournée sous l'influence d'une constitution rachitique, croyait avoir reconnu quelques uns de ces caractères chez sa fille. Je la dissuadai, et lui démontrai facilement que si ses mains et ses pieds étaient plus longs qu'ils ne le sont ordinairement chez les jeunes filles de cet âge, elle le devait à un accroissement rapide, sorte d'élongation, mais non pas à un état scrophuleux, dont l'absence totale, pendant toute sa vie, d'engorgemens glanduleux au cou, la vivacité de ses mouvemens et la colorisation de son teint, ne permettaient même pas d'avoir le soupçon.

La colonne vertébrale jouissait d'ailleurs d'une extrême mobilité, et, dans certains mouvemens, elle reprenait sa direction naturelle. Convaincu que pour la ramener à son état normal, il suffirait d'agir fortement sur elle par l'intermède des muscles qui s'attachent aux apophyses épineuses des vertèbres dorsales, et de ceux qui attirent l'omoplate en dehors et en haut, je me bornai à conseiller de violens mouvemens de circomduction du bras gauche. La manivelle au moyen de laquelle s'exécutaient ces mouvemens, était fixée assez haut pour que la jeune personne fût obligée de s'élever un peu sur la pointe du pied gauche, et elle s'en tenait assez éloignée pour qu'elle ne pût la faire agir sans se pencher un peu de ce dernier côté.

A ce moyen, je donnai l'avis de joindre l'exercice du volant pris de la main gauche, des frictions sur le côté gauche de la région dorsale de l'épine, une nourriture légèrement excitante, et de laisser le bras droit dans toute l'inaction possible.

J'augurai de suite très favorablement de la réussite d'un traitement, dont l'extrême simplicité eût pu étonner une personne moins judicieuse et moins réfléchie que madame B***; je basai mon pressentiment sur la facilité avec laquelle la colonne cédait et sur la direction que prenaient les contractions des muscles exercés.

Je ne fus point trompé dans mon attente; car après quatre mois seulement d'exercices, exécutés, il est vrai, sous la surveillance d'une mère qui en avait parfaitement saisi les effets et le mode d'exécution, madame B*** m'amena sa fille entièrement droite, et me permit même d'envoyer près d'elle les mères qui pourraient douter de l'efficacité des moyens gymnastiques.

DEUXIÈME PREUVE.

Mademoiselle V. de G***, d'un tempérament lymphatique, actuellement agée de seize ans et demi, née à Bordeaux de parens très bien constitués, mais ayant deux sœurs, l'une de vingt et l'autre de vingt-cinq ans, dont la taille laisse quelque chose à désirer, avait porté des corsets de très bonne heure et contracté l'habitude de se serrer extraordinairement. A treize ans, elle tomba dans un état chlorotique qui céda à l'emploi des eaux ferrugineuses de Passy, des frictions sèches sur la peau et autres moyens d'un traitement rationnel, sans toutefois que ses règles pussent s'établir.

A quatorze ans, sa taille se déforma promptement, de telle sorte qu'en moins d'un an la colonne vertébrale offrit une déviation en arrière et à droite très prononcée.

La mère, effrayée de la rapidité avec laquelle cette difformité était survenue, consulta un médecin de Paris, où elle était venue se fixer depuis quelques années, et ne reçut de lui d'autre conseil que de tenir sa demoiselle couchée sur un lit très dur, dépourvu d'oreiller et même de traversin, et de lui faire prendre des bains froids.

Cet avis, suivi pendant tout l'été de 1826, n'apporta aucune amélioration dans l'état de cette personne. Consulté en octobre 1826, j'examinai sa taille et reconnus dans cette déviation de la région dorsale en arrière et un peu à droite, un accident qui avait été occasioné par l'assiduité avec laquelle mademoiselle V. s'était livrée à l'étude du piano, et dont la cause prédisposante se trouvait dans la faiblesse générale du système musculaire, et notamment celle des extenseurs propres de la colonne vertébrale, arrêtés dans leur développement par la constriction exercée par les corsets.

L'indication thérapeutique appropriée à cette idée était facile à saisir, je crus la remplir par l'exercice suivant :

Je fis fixer à un plafond deux poulies distantes l'une de l'autre de trois pieds environ. Sur chacune d'elles passait une corde assez forte pour résister à de vigoureuses tractions, et dont les extrémités, garnies d'une poignée sous forme d'anneau, correspondaient à quelques pouces au-dessus du niveau de la tête. Des nœuds, faits à la corde à l'endroit nécessaire pour que chacun de ses côtés ne pût être abaissé au delà du niveau des épaules, permettaient de régulariser les mouvemens.

La jeune personne se plaçait au-dessous et au milieu des deux extrémités de la corde; puis, saisissant chacun des anneaux, elle les abaissait alternativement par un mouvement cadencé, pendant un quart d'heure d'abord, ensuite une demi-heure et même une heure par la suite.

Mais comme, dans ses tractions, sa tête aurait pu rester en avant et maintenir ainsi la colonne dans la position déclive qu'elle avait naturellement dans ce sens, elle était maintenue élevée par les efforts que faisait la jeune personne pour soulever du parquet un poids fixé à une corde attachée au devant de sa coiffure.

Cet exercice des deux bras avait pour but, comme il est facile de le reconnaître, d'assouplir un peu la colonne vertébrale et de régulariser l'action de ses extenseurs latéraux; il était pris une seule fois par jour, le matin. J'en joignis deux autres, l'un dirigé vers les extenseurs directs, l'autre vers la totalité des muscles de l'épaule gauche.

Le premier de ces deux exercices consistait à faire descendre à mademoiselle V. un plan

incliné d'une certaine longueur, la tête sur-
montée d'un corps dont la chute ne pouvait
être prévenue que par une grand attention à
porter la tête et le corps en arrière; souvent
même elle le montait en arrière. Pour le second
exercice, elle cherchait à atteindre par une espèce de fleuret, tenu de la main gauche, un
point de mire tracé au plafond, le bras fortement tendu et le corps penché à gauche.

Ces exercices, continués pendant neuf mois
avec autant de régularité que de persévérance,
et secondés dans l'hiver par des frictions faites
sur l'épine avec une liqueur légèrement spiri-
tueuse, dans l'été par des bains froids, et en
tout temps par le décubitus sur un lit dur et
plat, conduisirent mademoiselle V. à l'état le
plus satisfaisant. Vers la fin d'août 1827, en
effet, sa colonne vertébrale était parfaitement
droite, ses hanches et ses épaules au même
niveau; ses règles, qui s'étaient établies sans
le plus léger trouble, paraissaient régulièrement; sa fraîcheur et sa force musculaire
étaient l'indice certain d'une très bonne santé.

TROISIÈME PREUVE.

Mademoiselle M***, de Lyon, d'un tempérament sanguin et lymphatique, née de parens assez bien constitués, éprouva à neuf ans une légère altération de la taille. Sa mère, regardant cet accident comme l'effet de quelques unes de ces attitudes vicieuses que prennent fréquemment les jeunes filles en brodant ou en dessinant, n'y apporta d'abord qu'une faible attention, dans l'espoir que l'âge et la coquetterie surtout suffiraient pour le faire disparaître.

Cependant la coïncidence des progrès de la difformité, et de l'annonce de la formation, aux environs de Lyon, d'une maison de santé destinée aux maladies de ce genre, éveillèrent sa sollicitude, et elle se décida à s'éclairer des lumières de quelques médecins. Elle consulta d'abord M. le docteur J***, qui regarda la difformité comme susceptible de disparaître par les seuls progrès de l'accroissement, et surtout par cette sorte d'impulsion que la puberté imprime souvent à toute l'économie.

Madame M*** attendit donc patiemment que sa fille eût atteint sa quinzième année; mais bien que les principaux attributs de la puberté eussent apparu chez elle, sa difformité resta très prononcée. Elle prit enfin la détermination de venir à Paris, et demanda l'avis de M. Lacroix, chirurgien-bandagiste, qui la détourna de céder à ce que les lits mécaniques pouvaient avoir de séduisant pour les personnes étrangères à l'art. Je fus consulté le 10 février 1826.

Cette jeune personne, alors agée de seize ans, mais d'une constitution délicate et peu développée pour son âge, avait une déviation très forte de la colonne vertébrale à droite dans sa région cervico-dorsale, et à gauche dans la région lombaire. L'épaule gauche surtout était beaucoup plus basse que la droite; les côtes droites, plus bombées en arrière, soulevaient l'omoplate de ce côté, tandis que celle de gauche venait se loger dans la concavité de la courbure.

Je trouvai d'abord cette difformité trop ancienne et trop prononcée pour céder à des moyens gymnastiques; mais, encouragé par les instances de sa mère qui prétendait avec raison qu'on ne devait en venir à des moyens douloureux qu'après avoir épuisé tous les autres, je désignai les exercices que je supposai appropriés à la position de mademoiselle M***, dont l'intelligence et le courage me garantissaient suffisamment que mes avis seraient fidèlement suivis.

Voici en quoi consistaient ces exercices : une roue de fer dentelée de six pouces de diamètre et surmontant un pignon fut fixée dans une cloison de bois à la hauteur de la tête de la jeune personne. Au moyen d'une manivelle de huit pouces de longueur, dont se trouvait armé le pignon, la roue, montée sur un pivot et légèrement serrée par une vis de pression, était mue par la main gauche ; mais de telle sorte que, placée sur le côté de la machine et en face de la cloison sur laquelle cette machine était fixée, mademoiselle M *** s'exerçait en portant tout le poids de son corps sur la jambe gauche, et tournait sa manivelle de gauche à droite par des mouvemens assez brusques et développés.

Le pignon ne portant des dents d'engrenure

que dans celle de ses parties qui correspondait à la moitié supérieure du cercle décrit par la manivelle, il en résultait que l'effort des muscles de l'épaule n'était vivement sollicité que lorsque le bras parcourait la partie la plus élevée du cercle dont le moignon de l'épaule figurait le centre, tandis que la manivelle parcourait presque d'elle-même la moitié inférieure de ce même cercle.

Indépendamment de cet exercice, mademoiselle M*** se plaçait une fois par jour sur une petite planche, montée sur un pivot à un pied du sol, et garnie à gauche d'une corde qui, passant sur une poulie, supportant un poids très pesant, et, tirée par sa main gauche, permettait l'abaissement du corps de ce côté, le bras gauche ne pouvant toutefois s'abaisser au-dessous du niveau de l'épaule. Souvent aussi elle se balançait debout sur une balançoire ordinaire, ne pouvant saisir la corde que très haut de la main gauche, et très bas de la droite, et se suspendait quelques minutes de la main gauche à une pièce de bois fixée transversalement au-dessus du niveau de sa tête.

Ce traitement fut suivi pendant quatre mois,

sans qu'on remarquât aucune amélioration, quant à la difformité de la taille ; mais comme mademoiselle M * * * gagnait beaucoup sous le rapport de la constitution générale, sa mère voulut qu'elle continuât ses exercices pendant quelques mois encore.

Enfin, au bout de six mois, on crut reconnaître que l'épaule gauche s'était développée, et que l'omoplate du même côté s'éloignait de la colonne vertébrale, dont la courbure paraissait aussi avoir diminué. Ce léger changement encouragea mademoiselle M*** ; aussi pendant les quatre mois les plus chauds de l'année, elle s'exerça dans un jardin, sur un tertre élevé, exposée à un air vif et aux ardeurs du soleil.

Dans le mois d'août, j'examinai la taille de mademoiselle M*** avec la plus scrupuleuse attention, en présence de sa mère et de son frère, et je la trouvai dans l'état suivant : Courbure dorsale, dans son point le plus éloigné d'une ligne perpendiculaire, quatre lignes au lieu de douze ; courbure lombaire, trois lignes au lieu de neuf ; abaissement de l'épaule gauche au-dessous de la droite, absolument nul. L'omoplate gauche était presque aussi saillante que la droite ; la position du bassin toujours régulière.

Mademoiselle M*** n'a cessé ses exercices que le 15 mars 1827. Toutes les personnes qui l'avaient connue, un an avant cette époque, étaient étonnées de la position dans laquelle elle se trouvait actuellement ; elle seule, imbue de ce préjugé si commun à toutes les femmes, que la finesse de la taille en constitue la beauté, et qu'une figure légèrement décolorée atteste une jeune fille du haut parage, aurait désiré une constitution plus grêle et un coloris moins éclatant.

QUATRIÈME PREUVE.

Mademoiselle A. P***, née à Paris, d'un père bien constitué, mais d'une mère qui offre les marques d'une affection scrophuleuse, dont un des principaux caractères fut un commencement de luxation spontanée du fémur, s'adonna de très bonne heure à l'étude du piano.

Douée d'un tempérament sanguin, et jouissant d'une assez bonne santé, elle offrit, vers l'âge de dix ans, une légère altération de la taille qui commença par un développement extraordinaire de l'épaule droite. La colonne vertébrale ne tarda pas à se courber à droite dans la région dorsale, et à douze ans la difformité était tellement prononcée qu'il était impossible de la dissimuler. A cette époque M. Dubois fut consulté pour elle.

Cet habile praticien, sans avoir cependant connaissance de la position dans laquelle la mère de cette jeune personne s'était trouvée dans sa jeunesse, regarda très probablement la difformité comme étant au-dessus des moyens de l'art, puisqu'il se contenta de prescrire un régime fortifiant et même une médication stimulante, beaucoup d'exercice, l'habitation à la campagne, le décubitus sur un lit dur et plat.

Ces conseils furent suivis, mais sans succès, car la courbure de la colonne fit encore quelques progrès jusqu'à l'âge de quinze ans. Je fus appelé à la voir par le docteur B***, son beau-frère, le 25 janvier 1827. La courbure de la colonne était telle, que son centre était à huit lignes de la ligne médiane du corps, sans inégalité des épaules en hauteur, mais avec une saillie très prononcée de l'omoplate à droite. Les côtes n'étaient que faiblement bombées à droite, les hanches au même niveau, mais celle de droite un peu plus saillante.

Chaque fois que mademoiselle P*** faisait un violent mouvement de projection du bras gauche en haut, la colonne paraissait se redresser en entier, et conservait cette position avantageuse lorsqu'elle se suspendait un peu par cette main à un corps élevé.

Je fis d'abord suspendre le piano, dont l'étude trop soutenue me paraissait avoir contribué de la manière la plus directe à la production de la difformité, et je prescrivis divers exercices gymnastiques, dont le principal but était de favoriser l'énergie et le développement des muscles de l'épaule gauche. Tantôt elle occupait la main de ce côté à mouvoir, par une manivelle, une roue de bois sur laquelle pressait un ressort d'acier ; tantôt elle s'exerçait à attirer à elle, toujours de cette main, une corde divisée dans son milieu en deux parties, dont chacune allait s'attacher aux extrémités d'une longue lame d'acier, solidement fixée dans un mur par sa partie moyenne, qui correspondait à peu près au niveau du moignon de son épaule.

Comme ces exercices étaient le plus ordinairement pris jusqu'à la fatigue, je conseillai à mademoiselle P*** de se coucher, immédiatement après s'être exercée sur un lit dur et très plat, afin que son corps ne s'affaissât pas et restât, pendant le repos, dans la position favorable où il se trouvait dans le moment des exercices.

Cette précaution, que je néglige rarement, donna à M. le docteur B*** l'idée de faire exercer le bras gauche de sa belle-sœur, dans le moment même où elle reposait sur ce lit, espérant que les vertèbres céderaient d'autant plus vite à l'action attractive des muscles mis en jeu, qu'elles se trouvaient alors soustraites à toute pression de la part des parties supérieures du corps.

Ne trouvant aucun inconvénient à cette pratique, je ne m'y opposai pas, et le lit fut disposé en conséquence. Mais comme le décubitus trop prolongé aurait pu, à mon avis, laisser dans une inaction préjudiciable les extenseurs directs et latéraux de la colonne vertébrale, tous les jours mademoiselle P*** s'exerçait à tirer alternativement de chaque main, par une sorte de balancement du corps, sur les deux côtés d'une corde fortement tendue entre quatre poulies, et formant un carré au milieu duquel elle se plaçait. Tel a été l'effet du traitement dont ces exercices formaient la base, qu'au bout de dix mois, cette jeune personne qui, sous leur influence, avait acquis le complément de son organisation, ne portait presque aucune trace d'une difformité, qui, abandonnée à elle-même, n'aurait fait qu'accroître, et qu'auraient certainement aussi aggravée tous les moyens mécaniques.

CINQUIÈME PREUVE.

Mademoiselle G***, d'une petite ville du département de l'Aube, actuellement à Paris, et âgée de dix ans, eut, dès l'âge le plus tendre, une inclinaison à gauche de la région cervicale de la colonne vertébrale, qui maintenait la tête assez rapprochée de l'épaule de ce même côté.

Présumant que le temps suffirait seul pour

dissiper cette vicieuse disposition, la mère de cette jeune personne attendit patiemment que la raison eût quelque ascendant sur elle, et se borna à la rappeler sans cesse à un maintien plus régulier. Mais loin de diminuer, la difformité s'aggrava; et à sept ans mademoiselle G*** avait la tête presque appuyée sur la partie antérieure de l'épaule gauche.

A cette époque, madame G***, autant pour faire commencer l'éducation de sa fille, que dans l'espoir qu'elle écouterait avec plus de docilité les réprimandes d'une personne étrangère, la mit dans une pension.

Cette détermination ne produisit pas l'effet qu'elle en attendait; car sa fille, d'une constitution d'ailleurs délicate, et soumise à la position vicieuse qu'exigent l'écriture, et d'autres habitudes, telle par exemple que l'emploi presque exclusif de la main droite, eut en peu de temps l'épaule droite plus forte que la gauche, et une légère courbure de la colonne, qui, s'effectuant dans le sens de celle qui est commune à dix-neuf femmes sur vingt, donnait à l'épine, par sa continuité avec la déviation de la région cervicale, la forme d'une ligne concave à gauche, convexe à droite, depuis la tête jusqu'à la huitième vertèbre dorsale environ.

La maîtresse de pension avertit madame G*** que sa fille, insensible à toutes ses observations, prenait un maintien de plus en plus irrégulier ; ce qui engagea cette dame à rappeler sa fille chez elle, et à l'amener à Paris auprès d'un mécanicien - bandagiste, qui avait, disait-on, guéri une jeune fille des environs de Troyes en Champagne, dont la taille était extrêmement contournée.

Ce bandagiste ne vit d'autre indication à remplir que de maintenir la tête de la jeune personne, fixée de force à droite par un appareil composé de lacs de cuir, qui fut fait et posé en deux jours.

Mademoiselle G*** porta cet appareil quatre mois sans le plus léger succès. Le bandagiste conseilla alors l'emploi d'un fauteuil mécanique dont la principale pièce était une tige de fer garnie, à son extrémité supérieure, d'un casque qui entraînait la tête vers le point où s'inclinait la tige de fer attirée par des vis de rappel. Mais on ne fut pas plus heureux avec cette nouvelle machine qu'avec la première. Chaque fois que mademoiselle G*** sortait de son fauteuil, sa tête revenait subitement à gauche. Aussi en cessa-t-on l'emploi au bout de six mois.

Madame G*** me consulta pour sa fille dans les premiers jours de janvier 1827. Je la vis dans la position que j'ai précédemment décrite, et j'appris que la cause première de cette difformité, pour ce qui avait rapport à l'inclinaison vicieuse de la tête, était l'habitude qu'avait prise une bonne de la porter de la main gauche pendant sa première année, et la nécessité à laquelle on avait été contraint de continuer cette habitude pendant les deux années suivantes, par un accident qui lui était survenu au pied droit.

La cause physiologique de cette double difformité était donc, pour la tête, la prédominance qu'avaient prise sur leurs antagonistes les muscles latéraux du cou à gauche, par les efforts qu'avait constamment faits la jeune personne, pendant les trois premières années de sa vie, pour parler à ceux qui la portaient du bras droit; pour la région dorsale de la colonne, les positions vicieuses prises en écrivant, et la supériorité d'action des muscles de l'épaule droite, beaucoup plus exercés que ceux de gauche.

Les indications thérapeutiques qui découlaient de la détermination précise de ces causes étaient faciles à saisir; voici comment je crus devoir les remplir :

Je fis porter à la jeune personne une ceinture de la droite de laquelle partaient deux petites tiges de fer qui, montant verticalement en avant et en arrière du bras droit, se réunissaient au-dessus de l'épaule et supportaient à cet endroit un petit cylindre creux, long de deux pouces, recevant un ressort à boudin, sur lequel appuyait une tige de fer terminée par une surface plane, regardant en haut et légèrement à gauche. Lorsqu'elle inclinait la tête à droite, elle rencontrait cette petite tige de fer, et appuyait sur elle jusqu'à ce qu'elle rentrât entièrement dans le cylindre qui lui servait de gaîne.

Cet exercice, ne s'exécutant que par l'action des muscles latéraux du cou à droite, devait nécessairement accroître leur énergie et finir par leur donner la force de résister aux tractions exercées sur la tête par leurs antagonistes. Quatre mois suffirent pour qu'on remarquât une amélioration, et au bout de huit la tête se maintenait d'elle-même dans sa position naturelle. Bien plus, mademoiselle G ***, éludant très souvent une partie de l'effort nécessité pour le refoulement du ressort par la tête, en élevant la hanche droite d'où partait l'appareil, détermina cette hanche à s'élever un peu et à se placer au niveau de la gauche au-dessous de laquelle elle se trouvait.

Pendant les neuf mois que dura cet exercice, mademoiselle G *** occupait trois heures par jour son bras gauche soit à mouvoir circulairement une manivelle fixée sur une cloison, soit à faire rouler une corde entre deux poulies par des mouvemens brusques de projection du bras en haut.

Toutes les précautions étaient prises pour que, dans le temps des exercices nécessités par la déviation de la colonne vertébrale dans sa région dorsale, la tête ne revînt pas à droite. Aussi cette jeune personne a-t-elle aujourd'hui une conformation régulière. Elle la conservera sans doute; car ses parens non seulement doivent lui faire prendre divers exercices que je leur ai prescrits, mais encore me l'amener à Paris tous les six mois ou au moins tous les ans jusqu'à ce qu'elle soit parvenue au terme de son accroissement.

Comme l'éducation de cette jeune personne était si peu avancée qu'elle savait à peine écrire, j'ai conseillé aux parens de surveiller très exactement les positions qu'elle prendrait en étudiant, de ne la tenir que peu de temps à une occupation qui laisse le corps dans l'immobilité, et de ne lui permettre d'écrire que sur une table très élevée. J'ai pensé aussi que l'étude du dessin, du piano, de la harpe, la broderie au crochet sur métier, devaient être exclus des connaissances qui formeront son éducation.

CINQUIÈME PROPOSITION.

Si la gymnastique, appliquée au traitement des difformités de la taille, n'a pas toujours produit les effets avantageux qu'on doit en attendre, c'est qu'on ne l'a jusqu'ici prescrite que d'une manière vague, et qu'on n'a jamais spécifié la nature particulière des exercices appropriés à chaque espèce de courbures; aussi a-t-on eu pour résultat plutôt le développement de la constitution générale, que la guérison de la difformité.

PREMIÈRE PREUVE.

Elle est rapportée à la page 158 de mon ouvrage, et je ne la reproduirai pas ici.

DEUXIÈME PREUVE.

Mademoiselle D***, âgée de seize ans, habitant actuellement Paris, née d'un père bien constitué, mais d'une mère douée d'une susceptibilité nerveuse portée à l'excès, éprouva tout à coup, dans la pension royale de Saint-Denis, une déformation de la taille, dont la cause ne put être appréciée d'une manière exacte.

Avertie trop tard, comme cela arrive à la plupart des parens qui ont des jeunes filles dans les pensionnats, la mère de mademoiselle D***, effrayée à la vue de sa fille, dont la taille paraissait naguère vouloir se développer avec la plus grande régularité, la retira de pension, et consulta pour elle M. le docteur T***, médecin ordinaire de la famille. M. T***, désirant que je visse avec lui cette jeune personne, m'écrivit, le 2 décembre 1827, la lettre suivante : .... « Une jeune personne, appartenant à une famille dont je suis le médecin, a une déviation de la colonne vertébrale. J'ai voulu la soustraire aux longueurs inutiles , aux dépenses et aux dangers de l'extension ; mais au milieu de l'engouement du public pour les machines, j'ai désiré ne point me charger seul de la responsabilité de mon opposition..... »

Je me rendis le jour indiqué à l'invitation du Dr Trélat, et nous trouvâmes mademoiselle D*** dans l'état suivant :

Courbure très prononcée de la colonne vertébrale, dans ses régions dorsale et lombaire ; abaissement de l'épaule gauche ; élévation très marquée de la hanche du même côté ; côtes très bombées en arrière à droite, et très af_faissées à gauche. Le résultat général de cette difformité était telle, qu'une ligne tracée perpendiculairement de la protubérance occipitale à la terre, laissait à sa gauche, au-dessous d'une autre ligne qui l'aurait coupée à angle droit, autant en masse qu'elle avait à sa droite au-dessus de cette dernière ligne partageant le corps en deux parties égales.

La constitution de mademoiselle D*** semblait d'ailleurs être assez bonne.

Comme je trouvai étonnant qu'on n'eût tenté aucun moyen pour arrêter les progrès de cet état fâcheux, mademoiselle D*** me fit observer que, depuis que sa difformité était devenue apparente, on l'avait soumise à l'exercice gymnastique auquel on soumet indistinctement toutes les pensionnaires qui ont la taille irrégulièrement développée.

Cet exercice consiste à faire tirer de la main gauche sur une corde guidée au plafond par une poulie, et supportant un poids qu'on cherche à soulever le plus possible. Or, dans le cas dont il s'agit, il est facile de reconnaître qu'une fois que la main aura dépassé la hauteur de l'épaule, plus elle s'abaissera, plus le mouvement du corps se fera dans le sens des courbures de la colonne vertébrale.

En effet, au moment où le corps se penche à gauche, reposant sur les deux pieds, les tendons réunis des grand pectoral et grand dorsal de ce côté, faisant exécuter au bras un violent mouvement d'abaissement et d'adduction, agissent consécutivement sur la colonne vertébrale, déviée dans sa moitié supérieure à droite, et dans l'inférieure à gauche, comme une corde un peu oblique à l'horizon agirait en se contractant sur une

S italique, à l'extrémité supérieure de laquelle elle serait fixée.

Cet inconvénient est encore augmenté par la contraction inévitable des muscles se rendant à droite de la poitrine au bassin, qui, pour aider le bras gauche à vaincre la résistance représentée par la corde, abaisseront la poitrine en même temps qu'ils l'attireront à droite. Pour expliquer cette idée par une figure géométrique, je dirai que les puissances musculaires mises en jeu par l'exercice adopté dans la pension royale de Saint-Denis, agissent de gauche à droite et de haut en bas, parallèlement à la diagonale d'un carré renfermant le torse, tandis que l'indication est de communiquer au corps un mouvement s'exécutant dans le sens de cette même diagonale, mais de bas en haut, c'est-à-dire dans une direction toute contraire.

TROISIÈME PREUVE.

Mademoiselle G***, âgée de quatorze ans, fut affectée à onze ans environ d'une difformité de la taille, dont la cause prédisposante se trouva dans une constitution délicate, dont elle porte les traces évidentes ; et la cause déterminante soit' dans l'étude du piano, soit dans la position vicieuse à laquelle l'écriture et le dessin contraignent nécessairement.

Madame G*** conduisit sa fille à Paris dans le cours du printemps 1827, pour y faire marcher de front son éducation et le traitement de sa difformité. Elle la plaça d'abord dans un pensionnat, et par suite de ce préjugé qui porte bien des gens à consulter un pharmacien pour une maladie interne, préjugé dont devraient au moins être affranchies les personnes que leur éducation met à même de juger sainement, elle s'adressa d'abord pour la difformité de sa fille à M. M***, artiste expert dans la fabrication des bandages, béquillés et brodequins.

De même que le pharmacien consulté offre sa drogue la plus chère, M. M*** proposa un lit mécanique à extension, et à défaut de cette machine une *minerve*. On s'en tint à cette dernière, que mademoiselle G*** porta inutilement pendant plusieurs mois. Reconnaissant la futilité de ce moyen, madame G*** conçut l'idée de soumettre sa fille à des exercices gymnastiques ; mais, jouant encore de malheur comme la première fois, elle s'adressa à un homme qui, voulant profiter de la circonstance, a ouvert au centre des quartiers les plus fréquentés de Paris, un établissement gymnastique, dans lequel une douzaine de jeunes filles contrefaites vont, non se guérir, mais apprendre à exécuter avec vitesse certains mouvemens dont il leur enseigne la théorie, à peu près comme un caporal montre à de jeunes soldats le maniement des armes.

Mademoiselle G*** ne retira pas plus d'avantages des leçons de cette espèce de maître d'escrime, dont elle fréquenta plus de trois mois l'établissement, qu'elle n'en avait obtenu de l'appareil du fabricant de bottines. Sa mère se décida enfin à prendre le parti par lequel elle aurait dû commencer, celui de demander avis à un médecin. Elle me consulta dans le cours de décembre 1827. Quelque irrégulière que fût la taille de sa fille, je la jugeai susceptible d'une guérison entière, ou du moins d'une très grande amélioration, et je prescrivis les exercices que je crus appropriés à son état.

NOUVEAUX DÉVELOPPEMENS

DE CETTE

CINQUIÈME PROPOSITION.

I.

Quand je publiai l'ouvrage dont ce Mémoire est destiné à former le complément, mon but principal était de fixer l'attention des médecins sur une branche importante de l'art, et de mettre quelque obstacle à l'empiétement d'un aveugle empirisme, qui dégénérait parfois en un honteux charlatanisme. Mais je n'avais pas la prétention de convaincre les prôneurs de la méthode dont je cherchais à dévoiler les inconvéniens et les dangers.

J'avais mal préjugé. Si plusieurs orthopédistes, partisans outrés de lits mécaniques, croient devoir soutenir encore la discussion, plusieurs autres aussi, également propriétaires d'établissemens où ces machines sont en grande vogue, consentent déjà aujourd'hui à regarder la gymnastique *comme un excellent moyen de consolider les guérisons obtenues par les machines à extension.*

C'est ainsi que M. Maisonabe, voulant replâtrer sa maison de santé qui menaçait ruine, vient de la décorer du titre d'*Établissement Orthopédique et Gymnastique :* changement de décoration, dans l'exécution duquel il avait été précédé par M. Laguerre qui tient une très modeste maison orthopédique, et par MM. Lafond et Duval qui exploitent, en grand, l'art très lucratif d'alonger les bossus.

Ce retour à une méthode rationnelle, quelque tardif qu'il soit, est-il consciencieux ? J'ai le droit d'en douter, et toute personne sensée pourra leur poser le dilemme suivant : de deux choses l'une, ou vos lits mécaniques sont suffisans pour guérir les difformités de la taille, ou ils sont insuffisans. S'ils sont suffisans, pourquoi leur adjoindre des moyens auxiliaires ? S'ils sont insuffisans, pourquoi avoir tardé si long-temps à l'avouer et avoir soutenu le contraire envers et contre tous ?

Mais, suis-je en droit de leur dire, en admettant que votre adhésion aux bons effets de la
gymnastique soit un acte de bonne foi, et non
pas une de ces concessions intéressées, forcé-
ment faites à l'opinion publique, il est toujours
démontré pour moi que vous êtes tout-à-fait
incapables de l'appliquer avec succès, cette
gymnastique : vous, M. Maisonabe, parce que
vous souteniez naguère que Bichat ne songeait
même pas à l'action musculaire quand il par-
lait de l'inclinaison du corps et de divers mouvemens volontairement exécutés; vous, M. Lafond, parce que vous avez avancé que le tiraille-
ment des muscles, opéré par vos machines à
tournebroches, devait en régulariser le jeu, et
parce qu'en voulant montrer aux nombreuses
personnes qui, en visitant *les produits de l'in-
dustrie,* s'arrêtaient effrayées devant vos lits mécaniques, que vous aviez institué chez vous un
gymnase, vous avez exposé aux regards de tout
le monde une gravure représentant des jeunes
filles qui se livrent à des exercices, dont aucun n'est directement applicable au traitement
des difformités de la taille.

II.

Avant que MM. Maisonabe, Lafond et autres chauds partisans de la méthode de l'extension, regardassent la gymnastique comme une nouvelle branche à exploiter, un homme, entièrement étranger à la médecine et aux connaissances qui la constituent, avait déjà songé à tirer partie de sa position, comme directeur d'un établissement où quantité de jeunes gens allaient apprendre à courir et à sauter méthodiquement, pour appliquer les exercices du corps au traitement des difformités de la taille.

De quelque part que vînt cette idée, il suffisait qu'elle fût heureuse, pour que tous les hommes qui s'intéressent au bonheur de l'humanité s'empressassent d'y applaudir. Pour moi, j'avais contracté l'obligation de le faire en avançant, dans mon *Traité de la Topographie médicale de Paris*, que le plus grand nombre des maladies des femmes, dans les grandes villes, dépend de l'inaction physique à laquelle elles sont condamnées, et des attitudes vicieuses que nos préjugés leur imposent si souvent. Aussi, lorsque je publiai , en 1825 , mon *Hygiène physiologique de la femme*, je n'échappai pas l'occasion de faire ressortir les avantages qui résulteraient de l'institution fondée par M. Amoros, si toutefois elle était convenablement dirigée.

Mais quand j'examinai deux ans plus tard le véritable motif qui avait empêché que cette institution eût tout le succès qu'elle méritait dans son origine, je dus à la vérité, qui avait dicté mes premiers éloges, de dire que ce motif était l'obstination que son fondateur avait mise à vouloir la diriger sans le secours des hommes de l'art, ou à ne tenir qu'un faible compte des avis de ceux dont il avait été forcé de s'entourer.

L'homme instruit et sensé défend avec calme ses opinions et sa conduite, quand elles ont trouvé des contradicteurs; l'homme ignorant et vaniteux s'emporte à la plus légère observation, et voit une insulte dans la plus simple critique. Auquel de ces deux hommes ressemble M. Amoros? Je ne sais trop; mais je crois qu'il a agi dans cette circonstance comme eût fait le dernier, c'est-à-dire qu'il s'est cru injurié dans le refus que j'ai fait de lui reconnaître, non des droits à la reconnaissance publique, mais des connaissances en médecine, et qu'il a exhalé son courroux dans une brochure où il se proclame de lui-même un grand personnage, et débite, comme preuve, une foule de niaiseries qu'auraient dû lui interdire l'amour-propre et le bon goût au défaut du bon sens.

Le ton de cette brochure et les déclamations ridicules qu'elle contenait la rendaient certainement indigne d'une réfutation ; aussi je me gardai d'y répondre. Mais M. C. Broussais, fils du célèbre de ce nom, et médecin du Gymnase de M. Amoros, ayant cru, en rendant compte de mon ouvrage dans le journal de son père, devoir soutenir les prétentions de M. Amoros à des connaissances médicales, me reprocha assez indécemment mes doutes à cet égard ; ce qui me détermina à adresser à son père la lettre suivante, qui, en expliquant le motif de mes doutes, mit certainement les rieurs de mon côté. M. Broussais fut forcé d'insérer cette lettre dans le numéro de septembre du même journal :

A Monsieur Broussais, rédacteur principal
des Annales de la Médecine physiologique.

Paris, 6 août 1827.

MONSIEUR,

« Dans le cahier de juin de votre estimable
journal, votre fils a rendu compte de l'ouvrage
que je viens de publier sur les courbures de la
colonne vertébrale ; je n'ai point à me plaindre
de l'analyse qu'il en a faite : son inexpérience
a trahi son zèle, et il s'est très mal acquitté
de la tâche difficile de déprécier un livre dont
il avait préliminairement avoué qu'il adoptait
les principes. Mais il ignorait sans doute que
si un critique est dans son droit quand il exa-
mine la partie scientifique d'un livre, l'auteur
est dans le sien quand il réclame contre des
personnalités offensantes que contient l'examen qu'on a fait de son ouvrage. J'ai tout lieu
de penser, Monsieur, que vous êtes assez juste
pour accueillir ma réclamation ; mais, comme

cet acte de complaisance pourrait faire encourir à votre fils la disgrâce de M. Amoros, je prends la liberté de vous rappeler que je puis requérir l'insertion de cette lettre dans votre prochain numéro.

« Votre fils a dit à la page 700 : *M. Amoros ayant bien voulu descendre à répondre à cette attaque grossière, et réfuter par des raisons sans réplique les assertions fausses et injustes de M. Lachaise, nous n'entrerons ici à ce sujet dans aucun détail.* Il y a dans cette phrase une inconvenance des plus ridicules, un étrange abus de mot, enfin une erreur dont la démonstration est des plus faciles.

« L'inconvenance consiste à prétendre que M. le colonel s'est abaissé jusqu'à entrer en lice avec moi. Il faut qu'un médecin s'estime bien peu lui-même, et soit doué d'une bien faible dose de perspicacité, pour faire une semblable déclaration dans un journal de médecine, sur la couverture duquel se trouve le nom d'un médecin qui a illustré son siècle.

« L'abus de mots se trouve dans la qualification de *grossière* qu'il donne à l'attaque que j'ai dirigée contre l'homme dont il s'est constitué le défenseur. J'ai dit de M. Amoros, page 103 de mon ouvrage, que son défaut absolu de connaissances physiologiques le rendait incapable d'apprécier les véritables causes des difformités de la taille. Où est l'injure? Je ne la trouve nulle part. Si je disais à vous, M. Broussais : Vous êtes un célèbre médecin ; mais votre défaut de connaissances en matière de droit vous rend incapable de plaider convenablement une cause; prendriez-vous cette assertion pour une grossièreté? non, sans nul doute, attendu que vous n'êtes pas avocat, et que vous pensez avec raison qu'il vous suffit, pour votre gloire, d'être le chef de la médecine physiologique et l'un des premiers médecins de l'époque, aussi bien qu'il doit suffire à M. Amoros, qui est colonel, de chercher à passer tout simplement pour un digne homme et un brave soldat.

« Enfin l'erreur de votre fils est de prétendre que M. le colonel a réfuté mes assertions par des raisons sans réplique. J'ai dit que M. Amoros n'était pas compétent dans une question médicale. Voici un des faits sur lesquels je fondai mon jugement; le révéler ne sera pas une indiscrétion, puisque M. Amoros me prie, me somme même dans sa brochure, de dire si je lui ai entendu prononcer quelque sottise en matière de physiologie. M. Amoros était depuis long-temps directeur du Gymnase, lorsqu'étant allé voir, avec M. le docteur Londe, les pièces anatomiques de M. Ameline, rue du Colombier, j'eus l'honneur d'entendre M. le colonel physiologiste adresser à M. Londe cette singulière question : *M. Ameline ne nous a montré jusqu'à présent que les chairs, quand nous montrera-t-il les muscles ?* Les chairs et les muscles, lui répondit M. Londe, sont une seule et même chose. Et là-dessus grand étonnement de la part du colonel. *Ab uno disce omnes.*

« Il me reste maintenant à démentir une autre assertion de votre fils, qui prétend qu'on ne m'a pas vu aux séances gymnastiques. Je le prie de lire la page 301 de la *Gymnastique médicale* du docteur Londe, et il y trouvera cette phrase : «Le docteur L***, qui m'a souvent accompagné au Gymnase français, a souvent fait avec moi la remarque.....» Ce docteur L***, c'est moi; je puis encore invoquer à cet égard le témoignage de MM. Bégin et Verdier, qui m'ont vu au Gymnase dans le moment même des exercices des jeunes filles difformes.

« En voilà assez, Monsieur, pour prouver à votre fils qu'il s'est déclaré trop légèrement pour une cause qu'il ne connaissait pas, et pour montrer à M. le colonel orthopédiste qu'en cherchant à se donner de l'importance par des brochures injurieuses, on s'expose pour le moins à faire rire à ses dépens. Que l'un et l'autre, enfin, sachent encore que l'amour-propre choqué est toujours un conseiller perfide.

« J'ai l'honneur d'être, Monsieur, avec le plus profond respect, votre très humble serviteur,

« LACHAISE, D. M. P. »

Abusant de sa position envers M. Broussais, M. Amoros s'empressa de répondre à cette lettre dans le même numéro du susdit journal. Si j'avais à prouver que M. Amoros est aussi incapable d'écrire correctement une lettre qu'il l'est de discuter un point de physiologie, je

n'aurais besoin que de rapporter ici textuelle-
ment cette réclamation. Mais comme il importe
fort peu qu'on sache qu'il a *malheureusement une
ame si expansive et si ambitieuse d'apprendre,
qu'il lui sera difficile de la retenir*, et que,
*comme on a tardé trop à donner le jour à la
gymnastique*, son *impatience a pris les devans,
malgré* sa *barbarie*, etc., je ne le suivrai pas
dans toutes ses divagations ; je dois me conten-
ter d'examiner comment il repousse la preuve
que sa manie des discussions polémiques m'a
forcé de donner de son incapacité en matière
physiologique. Voici comment il s'explique à
cet égard :

*« Il est très difficile que je me rappelle exac-
tement les paroles qui ont été échangées, lorsque je fus avec M. Londe, voir les pièces anatomiques de M. Ameline; mais je puis assurer
que M. Londe désirait, comme il était naturel, que tout le monde trouvât parfaites ces
productions de son compatriote. Moi, qui ne
reconnaissais dans ces premiers essais que l'i-
dée heureuse de substituer à la dégoûtante nature morte des représentations artificielles, je
ne pouvais y voir les proportions musculaires,*

ni les formes parfaites de la nature; et, pour juger ainsi, il me suffisait de savoir dessiner. A l'aide de cette faculté, j'ai trouvé que ces pièces étaient très loin d'avoir les formes, les proportions et les couleurs naturelles, et j'ai pu dire que je voyais des efforts pour imiter les chairs, mais non pas des muscles... Il est possible encore (il est même très certain) *que le docteur Londe ait répondu que chairs et muscles étaient la même chose; mais comme une nouvelle explication de ma part eût entamé une discussion que je devais éviter à cause des égards dus à M. Ameline, qui, ensuite a infiniment perfectionné ses procédés, j'ai changé de conversation.* » Escobar n'eût pas mieux dit.

« *Il résulte de ces circonstances et de ces malentendus que l'on a cru que j'étais un barbare en myologie... Mais je vais mettre encore plus à leur aise les prôneurs de mon ignorance absolue, et j'ajoute qu'il fut un temps où non seulement j'ignorais en effet que les muscles fussent formés par les chairs, mais où je croyais que les muscles avaient la forme de cordes pour effectuer nos mouvemens.* » Cette époque est précisément celle de la visite faite à M. Ameline ; car le dernier membre de sa phrase est l'aveu naïf par lequel M. Amoros a terminé l'entretien.

Mais poursuivons.......« *Grâce à cette ignorance, de même que grâce à mon éducation faible et pusillanime, j'ai parcouru, depuis que j'ai entrepris l'étude des connaissances qui me manquaient, une route assez longue dans un sens contraire, pour me débarrasser des imperfections qui me feraient rougir, quoique je fusse bien innocent dans ma triste position, n'ayant pas été le maître de diriger mon éducation tout le temps que le pédantisme, le charlatanisme et autres précepteurs*, EJUSDEM FARINÆ, *se chargèrent de m'endoctriner.* »

Je le demande de bonne foi, est-il possible que dans un sujet aussi grave un homme tienne un langage à la fois plus obscur et plus niais? *Ejusdem farinæ*, que signifie cette locution triviale? C'est probablement une manière indirecte d'avouer que son éducation s'est faite à Montmartre, ou dans les champs fertiles de l'Arcadie.

Ce qu'on vient de lire de la correspondance de M. Amoros suffit, j'espère, pour prouver qu'il est tout-à-fait incompétent dans la solution d'une question médicale, et qu'il serait aussi imprudent que contraire au bon sens, de juger des avantages de la gymnastique dans le traitement des difformités de la taille, par la mauvaise application qu'il pourrait en faire, et par conséquent par le peu de succès qu'il en retirerait.

Si l'orgueil de M. Amoros pouvait l'aveugler encore au point qu'il crût, malgré ses propres aveux, l'opinion publique incertaine sur ses connaissances physiologiques, il aurait aujourd'hui à récuser le témoignage de M. Verdier, chirurgien-herniaire, qui dirigeait en commun, avec M. Bégin et lui, la classe de gymnastique ouverte aux jeunes filles dans le gymnase civil et militaire.

M. Verdier vient en effet de publier, dans le cahier de décembre 1827 du *Journal Universel des Sciences Médicales*, une lettre sur les avantages de la gymnastique appliquée aux traitemens des difformités de la taille. Il y soutient et prouve que c'est lui qui a créé la classe d'orthopédie dans le gymnase normal; mais il y déclare nettement l'incapacité médicale absolue de M. Amoros. Il s'exprime en ces termes :

« Notre classe était composée de douze à quinze élèves qui suivaient exactement nos exercices... Mais bientôt M. Amoros, oubliant le sexe des malades, et mettant de côté nos prescriptions, introduisit dans cette classe d'orthopédie différens exercices qui, loin d'atteindre le but proposé, pouvaient donner lieu à de graves accidens; tels que : se frapper la poitrine à coup de poing en chantant; porter avec violence les avant-bras en arrière; sauter assise sur un cheval de voltige; se mettre en travers sur le même cheval en s'appuyant sur la poitrine, ayant des boulets aux pieds et aux mains; sauter en arrière d'une élévation de cinq à six pieds; grimper à des mâts, etc. L'exercice du saut en arrière détermina chez deux élèves de fortes douleurs aux hanches dans le voisinage des articulations sacro-iliaques. »

M. Verdier semble se plaindre dans cette lettre de ce que je ne l'ai pas désigné comme le fondateur de la classe d'orthopédie du gymnase normal. Je m'empresse aujourd'hui de réparer cette omission; mais je regrette aussi que sa-

lettre paraisse écrite plutôt dans les intérêts de son amour-propre que dans ceux de la science. L'exposé détaillé des observations des quatre jeunes filles qu'il dit avoir guéries de difformités de la taille par des exercices gymnastiques, aurait pu seul compenser les abonnés du *Journal Universel des Sciences Médicales*, de la longueur de la narration qu'il fait de ses discussions avec M. Amoros, au sujet d'une association qui n'a eu que quatre mois de durée.

III.

Si pour prévenir l'abus d'une méthode, nouvelle dans son principe ou dans ses détails, il est important d'examiner les prétentions des individus qui, sans la connaître, l'adoptent en désespoir de cause, et de ceux qui en font l'objet d'une spéculation, quoiqu'elle soit en dehors de la sphère de leurs études habituelles, il est utile aussi de soumettre à un examen rigoureux les opinions des personnes qui, bien que l'acceptant consciencieusement, allèguent en sa faveur des assertions qui peuvent rendre sa réfutation facile et son emploi dangereux.

Je suis donc dans la nécessité de faire quelques réflexions critiques sur l'article qui a été inséré dans le Numéro d'août *des Archives de Médecine,* en réponse aux assertions erronées émises contre la gymnastique, dans le même journal, par M. Bouvier,, qui s'est attaché à l'exploitation d'un fonds d'orthopédie, connu sous la raison commerciale de Milli frères et compagnie, ex-marchands d'eaux-de-vie.

L'auteur de cet article semble attacher une grande importance à trouver forcée l'explication que j'ai donnée de la fréquence des déviations latérales droites du rachis, qui sont à celles du côté opposé comme deux est à vingt. Selon lui j'ai tort de prétendre que cette fréquence est le résultat de l'habitude que nous contractons de très bonne heure de nous servir beaucoup plus fréquemment de la main droite que de la gauche.

Si ce Mémoire était destiné à donner de nouveaux développemens à la partie théorique de mon ouvrage *sur les difformités de la taille,* j'apporterais des raisonnemens irrécusables en faveur de cette opinion ; mais je dois me borner ici à examiner la valeur des faits par lesquels cet auteur croit pouvoir en infirmer la validité, et faire ressortir le peu de fondement de l'explication qu'il cherche à lui substituer.

Il prétend que *si les muscles qui unissent l'omoplate à la colonne vertébrale, attiraient cette dernière du côté où ils sont le plus souvent exercés, s'attachant aux épophyses épineuses des vertèbres dorsales, c'est-à-dire aux points les plus éloignés du centre de rotation, ils devraient faire tourner ces vertèbres de leur côté.* C'est précisément ce qui a lieu, même pour la plupart des cas de courbures dorsales avec altération du système osseux ou articulaire. En soutenant le contraire, M. P *** se fournit de la matière pour discourir, mais il laisse apercevoir qu'il ne s'est jamais donné la peine d'examiner la colonne épinière sous l'influence de la maladie dont il voudrait faire savoir qu'il s'occupe. Passons à une autre objection.

Lorsqu'une ligne droite fléxible, dont les deux extrémités ne sont point fixées en même temps, est sollicitée en un point quelconque de sa longueur, l'effet de cette force n'est pas de rendre la droite convexe de son côté. Non, sans doute; mais si la ligne flexible est fixée par ses

ses extrèmités, et que la force à l'action de laquelle elle est soumise, agisse sur elle par attraction et non par choc, elle cédera au point de contact, et y offrira le centre d'une convexité d'autant plus étendue, qu'elle est plus flexible ou élastique. C'est encore ce qui a lieu, car la colonne, fixée solidement au bassin comme un arbre sur la terre, reçoit à peine une secousse avec attraction à droite dans son milieu, que les puissances opposées, en dessus en dessous, à celle qui agit, entrent en action et la fixent de manière à ce qu'elle ne soit pas entraînée.

Examinons ce qui se passe lorsque nous voulons attirer à nous de la main droite et de côté un corps qui offre une assez grande résistance : la colonne s'incline à gauche autant par son attraction à droite, opérée directement par les efforts des muscles de l'épaule droite, que par la déviation de la tête à gauche. Sans doute les mouvemens ordinaires de la vie sont rarement assez brusques, chez les femmes surtout, pour rendre très apparente cette inflexion de l'épine attirée à droite ; mais des mouvemens légers, fréquemment répétés, finissent en se multipliant par donner un résultat analogue, et cela d'autant plus facilement, que le soutien que la colonne trouve en arrière dans ses extenseurs propres, offre une moindre résistance, comme cela arrive chez les femmes qui se sont condamnées de très bonne heure à avoir la taillé renfermée dans ces espèces d'étuis qu'on nomme corsets.

Ainsi, l'objection de M. P*** étant appuyée sur des raisonnemens faux et sur des faits inexacts, ma proposition reste telle que je l'ai établie dans mon ouvrage.

Etonné, comme moi, de la fréquence des déviations latérales droites chez les jeunes filles qui se livrent à l'étude du piano, et voulant l'expliquer d'une manière originale, M. P*** s'exprime de la sorte : *Lorsque la station debout, ou celle que l'on est obligé de conserver sur un siége sans appui, se prolonge au delà d'un certain temps, les extenseurs directs de l'épine, ne pouvant soutenir plus long-temps le tronc dans sa rectitude naturelle, les muscles latéraux sont appelés à leur aide par une inspiration de l'instinct ; et modifiant la forme du levier sur lequel ils agissent, ils coordonnent leurs efforts de manière*

à donner une résultante capable de mainte-
nir l'équilibre. Admettons cette explication,
toute singulière qu'elle est ; mais je demanderai
toujours pourquoi cette résultante est telle que
la région dorsale de l'épine est toujours déviée
à droite ; c'est ce que l'auteur se garde bien
d'expliquer. L'exemple qu'il cite à l'appui de
son opinion, montre aussi qu'il n'est pas fort
dans la statuaire ; car en disant : *c'est très légè-*
rement que l'on a nié la double inflexion laté-
rale qui s'observe chez les sujets qui ont recours
à cet artifice pour prévenir la dyspnée qui
suivrait une inclinaison complète du tronc
d'arrière en avant ; j'engage les contradic-
teurs à examiner les torses de l'Antinoüs, de
Castor et Pollux, ils pourront se convaincre
ainsi de la vérité de mon assertion ; en parlant
ainsi, dis-je, il donne à croire que ces statues
ne sont dans la position que les artistes nom-
ment *hancher,* que pour donner l'idée d'une
respiration facile. Mais point du tout, c'est uni-
quement pour représenter un adolescent qui
abandonne son corps pour ainsi dire à la seule
tension des ligamens, et qui par là évite les
formes toujours âpres qu'entraîne nécessaire-

ment une action musculaire quelconque, même celle qu'exige la station droite régulière.

Qu'il sache que c'est sous les règnes dépravés des Caligula, des Néron qu'ont été faites les statues de jeunes garçons *hanchant* avec grâce, et il reconnaîtra qu'on songeait moins à la facilité qu'une telle pose donnait au jeu de leurs poumons , qu'aux contours doux et gracieux qu'elle procurait à leurs formes.

Sans doute, le corps ne peut reposer sur une seule jambe sans qu'il se fasse dans la colonne, surtout chez les jeunes sujets , un léger mouvement de double inflexion latérale ; mais encore une fois cette double inflexion est tout-à-fait étrangère à la production de la déviation latérale droite. En effet , la direction de cette double inflexion est telle que quand le corps repose sur la hanche gauche, il y a concavité de la colonne aux reins à gauche, et convexité au dos de ce même côté. Le contraire a lieu dans la position inverse. Or , sur laquelle des deux jambes se reposent ordinairement les sujets faibles ? Sur la gauche. Donc , si l'action de *hancher* contribuait à la formation de la diviation de la colonne, cette diviation devrait être telle que la colonne serait convexe à gauche dans la région dorsale, et concave dans la région lombaire. On sait que c'est tout le contraire; M. P*** l'avoue lui-même.

Enfin, M. P*** propose une balançoire pour toutes les déviations de l'épine. Je ne demande pas que le moyen qu'il pourrait proposer soit en rapport avec la théorie que j'ai émise à l'égard de ces difformités; mais ce que toute personne de bon sens a le droit de demander, c'est que ce moyen soit conforme à la théorie de cet auteur; c'est ce qui n'est pas. En effet, lorsqu'une personne bossue à droite se balance sur une planche qui s'abaisse et s'élève alternativement de chaque côté, il en résulte que le corps, obligé de suivre le mouvement qui lui est communiqué, est soumis alternativement à l'action des muscles de gauche et à celle des muscles de droite; or, ces muscles agissant les premiers sur une tige concave, et les seconds sur une tige convexe, devront exercer sur cette tige un effet essentiellement opposé, dont la résultante générale sera pour les uns une augmentation de sa courbure, et pour les autres une tendance vers son effacement. L'effet de la balançoire serait alors absolument nul sur la difformité.

J'engage M. P*** à se livrer à de nouvelles recherches, et peut-être sera-t-il assez heureux pour faire quelques découvertes utiles dans une branche importante de l'art, et dans laquelle je crois avoir apporté un des premiers le secours d'un raisonnement physiologique. Mais qu'il résiste un peu à ce désir, qui semble le dominer, d'expliquer les phénomènes les plus simples de la statique animale par des expressions embrouillées, et qu'il fasse des comparaisons plus justes que celle qu'il établit entre le corps humain qui cherche à se maintenir en équilibre et la tige d'une plante qui se dirige vers la lumière.

IV.

Persuadés qu'on est toujours disposé à croire qu'un auteur qui combat des idées fausses, mais admises, et qui cherche à leur substituer des principes raisonnables, est exclusif, les médecins qui ont touché d'une manière quelconque au sujet dont ce Mémoire et l'ouvrage auquel il fait suite sont l'objet, m'ont reproché, les uns, d'avoir avancé que la taille se contournait toujours sous l'influence directe de l'action musculaire ; les autres, d'avoir soutenu que la gymnastique est un moyen infaillible contre toutes les déviations de l'épine ; d'autres enfin, et c'est le plus grand nombre, d'avoir banni toute tentative d'extension du traitement de toutes ces difformités.

Ces trois reproches sont aussi peu fondés les uns que les autres, et toute personne impartiale en sera convaincue à la lecture de mon ouvrage. Elle y verra :

1º Que j'ai établi deux ordres de courbures ; les unes qui sont dues à l'action musculaire, c'est-à-dire au plus fréquent usage d'un bras que de l'autre et à des attitudes vicieuses, dont une mollesse du système osseux ou articulaire a rendu, dans la plupart des cas, les effets plus prompts et plus marqués ; les autres qui dépendent essentiellement d'une altération primitive des parties qui composent la colonne vertébrale.

2º Que, bien que j'aie avancé que des exercices gymnastiques pouvaient être appliqués avec un très grand avantage à toutes les difformités de la taille, ils n'étaient néanmoins susceptibles d'opérer la guérison complète que de celles de ces maladies qui affectent des sujets jeunes, et qui ne sont point parvenues au point de constituer une véritable gibbosité.

3º Que si des tentatives d'extension au moyen des lits mécaniques ne devaient être faites que dans le cas où la difformité est de nature à compromettre la vie, il était cependant quelquefois utile, même dans le moment des exercices, de soustraire la colonne vertébrale à la pression des parties supérieures du corps, mais par une machine simple qui ne condamnât pas le malade à cet état absolu d'inaction qui ne peut qu'augmenter sa faiblesse.

FIN.

TABLE
DES MATIÈRES.

———

(1~2)

TROISIÈME PROPOSITION.

QUATRIÈME PROPOSITION.

CINQUIÈME PROPOSITION.

Développemens de cette Proposition.

I. Les orthopédistes qui niaient naguère les avan-

FIN DE LA TABLE.

IMPRIMERIE ET FONDERIE DE J. PINARD,

RUE D'ANJOU-DAUPHINE, N° 8.